现场应急救护

——我有话说

《公共安全——我有话说》编委会　组织编写

中国劳动社会保障出版社

图书在版编目(CIP)数据

现场应急救护:我有话说/《公共安全——我有话说》编委会组织编写. -- 北京:中国劳动社会保障出版社,2024. --(公共安全:我有话说). -- ISBN 978-7-5167-6581-4

I. R459.7

中国国家版本馆 CIP 数据核字第 2024J9R965 号

中国劳动社会保障出版社出版发行

(北京市惠新东街 1 号 邮政编码:100029)

*

北京市艺辉印刷有限公司印刷装订 新华书店经销
880 毫米 × 1230 毫米 64 开本 2.25 印张 46 千字
2024 年 12 月第 1 版 2024 年 12 月第 1 次印刷
定价:20.00 元
营销中心电话:400-606-6496
出版社网址:https://www.class.com.cn

版权专有   侵权必究

如有印装差错,请与本社联系调换:(010)81211666
我社将与版权执法机关配合,大力打击盗印、销售和使用盗版图书活动,敬请广大读者协助举报,经查实将给予举报者奖励。
举报电话:(010)64954652

编 委 会

主任
李纪东

委员（按姓氏笔画排序）
孙众鑫　李纪东　张雨婷　张晓琳
张海军　周文轩　庞少鹏　崔昊翔

内容简介

　　作业场所存在一定的危险有害因素,容易导致人员意外受伤或罹患职业病。如果在作业场所发现有人受伤,或者有人突发严重疾病,就要及时采取正确的措施进行现场应急救护,施救后应尽快送医,以避免伤病员病情加重,甚至危及生命。

　　学一点现场应急救护知识,十分必要。

　　本书由北京万卷天地图书有限公司组织编写。

前言

在生产经营单位作业活动中,或在日常生活中,有时会发生意外情况,导致人员受伤或疾病突发,如果不及时采取措施进行现场应急救护,会使伤情加重或疾病恶化,影响后续医疗救治的效果,甚至造成伤病人员死亡。因此,在送医前或医疗救援力量到来前进行有针对性的现场应急救护,非常重要。遗憾的是,很多人不懂应急救护知识,或者零星懂一点儿却不系统、不全面,面对有人需要应急救护时手足无措,错过了最佳的时机;有的人甚至采取了错误的急救方法,非但起不到效果，反倒使情况变得更糟。因此，每个人都要认真学习现场应急救护知识。掌握了应急救护知识与正确的操作方法，不但能在紧急时刻救护伤病人员，还可以在发生事故时进行自救互救。

在作业场所，现场情况非常复杂，机器设备多、能源集中度高，协同作业、交叉作业经常发生，一旦某一个环节出现失误，将会发生人员伤害事故，造成重大损失。因此，每一名员工都需要掌握现场应急救护技术，企业应该对员工进行应急救护培训教育，尤其是新入职的员工。

本书本着简洁、实用、够用、通俗、全面的原则，精心选择生产、生活中可能发生的各种突发伤病的场景，给出应急救护的原则和措施，指导人们进行正确的应急操作，可作为大众应急知识普及图书，尤其适用于企业对员工进行培训教育。

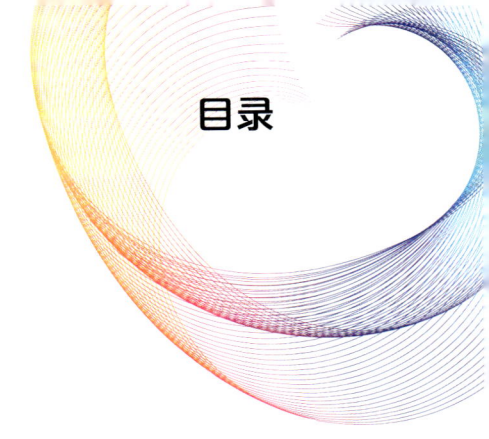

目录

人的生命体征 /1

现场应急救护的特点及原则 /19

呼吸骤停应急救护 /29

心脏停搏应急救护 /37

外伤出血应急救护 /45

骨折应急救护 /57

断肢、断指应急救护 /79

异物进入人体应急救护 /87

触电应急救护 /99

中毒应急救护 /107

烧伤烫伤应急救护 /125

淹溺应急救护 /131

作者寄语 /136

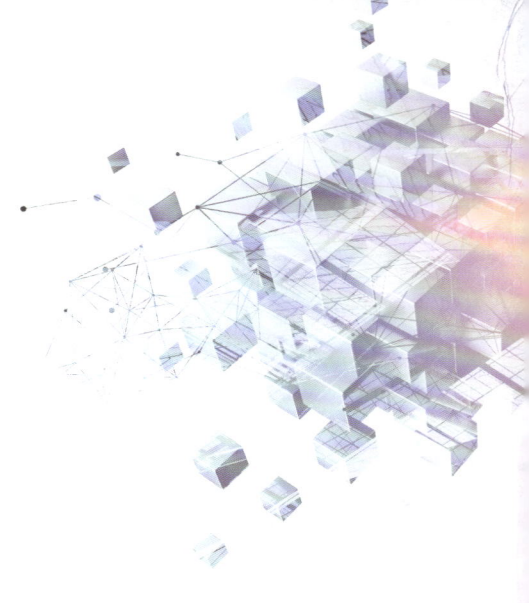

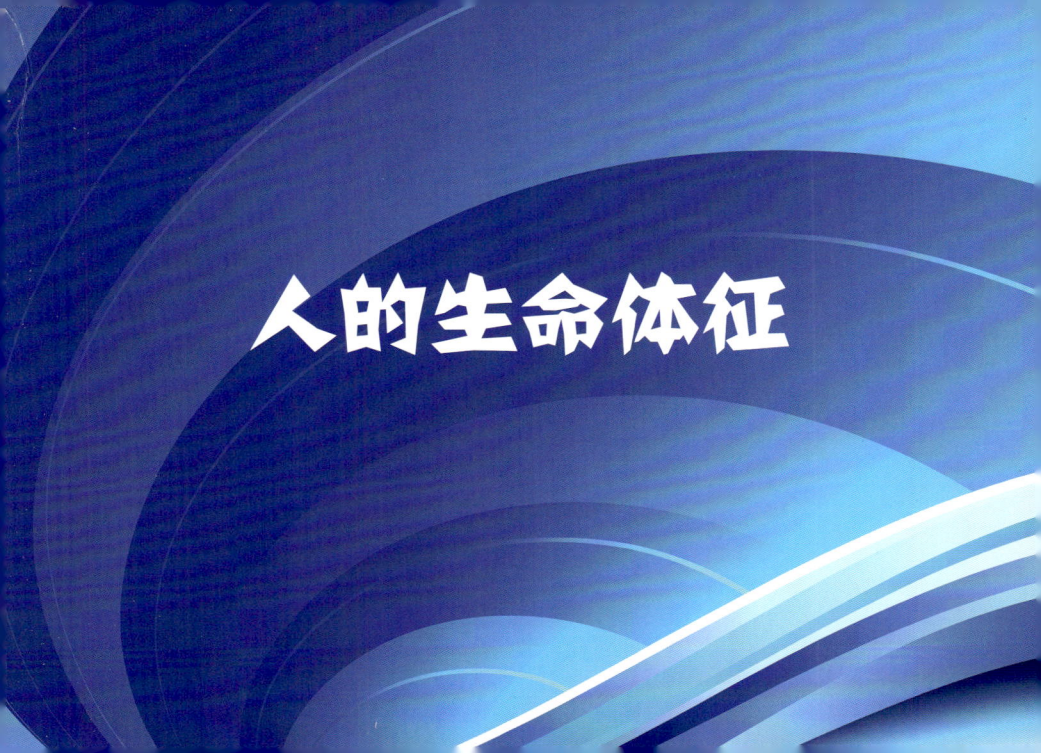

要进行应急救护,首先要了解人的生命体征,通过生命体征可以判断患者意识是否清楚、反应是否正常。

在现场应急救护中,可以用来判断患者情况的生命体征主要有:脉率、呼吸、心率、血压、体温、瞳孔反射。其中任意一项异常都可以反映患者病情的严重程度,需要及时、准确判断。

脉率

脉搏即动脉搏动,脉率是人每分钟脉搏的次数。正常人脉率规则、强弱均等,不会出现脉搏间隔时间一会儿长、一会儿短,一会儿强、一会儿弱的现象。

成年人的正常脉率为 60~100 次/分钟,低于 60 次/分钟或高于 100 次/分钟,说明人的身体状况不正常。

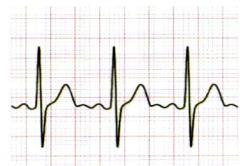

脉率低于60次/分钟,要警惕是否为心动过缓,这种现象可能是由生理性原因引起的,也可能是由病理性原因导致的,需要到医院进行诊断。

在情绪出现明显波动的情况下,如紧张、焦虑、兴奋等,或者进行剧烈运动、饮酒、吸烟、喝浓茶或咖啡等刺激性饮品后,可能会引起脉搏加快,脉率超过100次/分钟。这种情况通常不需要进行特殊的治疗,通过控制情绪、避免过度焦虑、防止摄入刺激性物质等办法,往往能使脉率恢复正常。如果脉率高于100次/分钟的现象持续出现,并伴有头晕、胸闷、胸痛等不适症状,可能是心律失常,需要到医院进行诊治。

脉率测量

脉率测量可以测量桡动脉,也可以测量颈动脉,通常是测量桡动脉,在患者手臂受伤或不方便测量桡动脉的情况下,也可以测量颈动脉。桡动脉位于伸展前臂外侧,近腕关节处,颈动脉位于颈部气管两侧。

测脉率时,一般需要连续测量30秒钟,得到的脉数乘以2即可得到每分钟脉搏次数,即脉率。

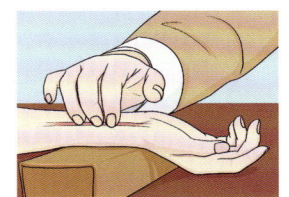 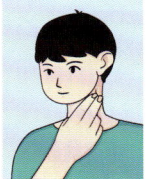

脉率反映心脏搏动的情况，患者有时由于疾病、外伤等情况导致脉率为0，说明心脏停止搏动，有生命危险，需要马上进行胸外心脏按压抢救，并尽快送往医院进行救治。

注意，测量颈动脉时，不能同时压住颈部两侧动脉，以免影响血液流通，使脑供血不足。

呼吸

  成年人正常呼吸频率为 12~20 次/分钟，呼吸频率和脉率比例约为 1:4（每呼吸 1 次脉搏 4 下），并且呼吸均匀、有规律、深浅适中。

  呼吸频率过低或过高，且伴有身体不适等症状，说明身体可能出现了问题，需要到医院进行专业的诊断。

  如果患者由于受到事故伤害导致呼吸骤停，有生命危险，这时需要马上进行人工呼吸等抢救措施，并尽快送往医院进行救治。

呼吸测量

1. 人在呼吸的时候，伴随有胸腹部的起伏，通过观察患者胸腹部或用手轻轻放在其胸腹部，可以测量患者呼吸频率。

2. 人在呼吸的时候，鼻孔或嘴部会有气息，可以将脸靠近患者口鼻处或用手放在患者口鼻处，可以感受到患者的呼吸。另外，也可用纸条或者羽毛等较轻的物品靠近患者口鼻处，观察物体随呼吸的运动情况，也可以测量患者呼吸频率。

心率

心率是心脏每分钟搏动的次数,成年人正常的心率为60~100次/分钟,大于100次/分钟可能为心动过速,小于60次/分钟可能为心动过缓。

脉搏是心率的反映,通过测脉搏可以推断心率,一般来说,脉率和心率是1:1的关系,也就是说,心脏搏动一下,脉搏一次。

如果有人由于受伤或疾病,心脏停止搏动,会有生命危险,需要马上进行胸外心脏按压抢救,并尽快送往医院进行救治。

精神高度紧张、饮酒、剧烈运动等都会引起心率偏快,属于生理性心动过速,一般不用治疗。如果是甲状腺功能亢进、贫血以及器质性心脏病等引起的心率偏快,则是属于病理性心动过速,需要进行治疗。

体质较好的人,如运动员,有时心率会低于60次/分钟,属于正常现象。如果普通人心率低于60次/分钟且伴随胸闷、头晕、心慌等不适症状,可能是身体患有疾病,要引起重视,需要到医院进行专业诊断。

血压

正常人在平静的状态下，收缩压（高压）应为90~139 mmHg，舒张压（低压）应为60~89 mmHg。

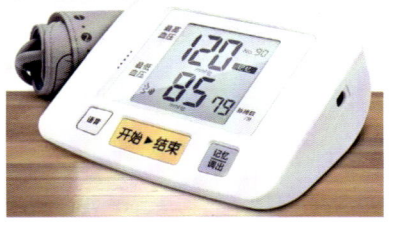

当患有高血压病，需在家里或者工作单位等地方配备血压计，随时测量血压以控制病情。

注意：血压的单位通常用毫米汞柱表示（mmHg），人们所说的血压数值，就是以毫米汞柱为单位的。

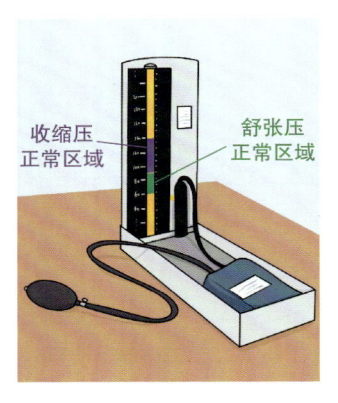

当发现有人收缩压高于139 mmHg或舒张压高于89 mmHg，说明可能有高血压病，要让患者保持镇静状态，避免一切剧烈的运动，心情放松，最好保持平卧，尽快送往医院进行诊治。

当发现有人收缩压低于90 mmHg或舒张压低于60 mmHg，说明可能有低血压病，要让患者保持安静状态，最好平卧，尽快送往医院进行诊治。

体温

成年人的正常体温为 36.0~37.0 ℃。

如果体温高于 37.0 ℃，说明可能有发热症状，必要时可采取冷水擦身体、额头的办法进行物理降温，并到医院进行诊治。如果体温超过 38.5 ℃，属于高烧，一定要尽快到医院进行诊治。

如果体温低于 36 ℃，可能与环境因素、自身疾病有关，要让患者及时脱离低温环境，采取必要的保暖措施，若不能恢复，应尽快到医院进行诊治。

体温测量

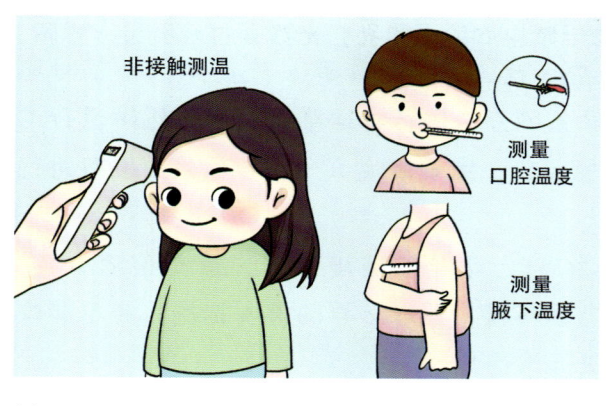

测量体温可以使用水银温度计或电子温度计,在家里或工作现场应该配备温度计,以方便人们测量体温。

瞳孔反射

瞳孔是人或动物眼睛中心的小圆孔，光线通过瞳孔进入眼睛。眼睛有肌肉可以控制瞳孔缩小，也可以控制瞳孔扩大，瞳孔的缩小与扩大可以控制进入瞳孔的光量。

人的瞳孔形状为圆形，两侧对称、等大，对光反应特别灵敏，光线强时瞳孔缩小，光线暗时瞳孔扩大。

正常人的瞳孔直径为 2~4 mm。小于 2 mm 为瞳孔缩小，大于 4 mm 为瞳孔散大。

瞳孔反射是眼睛对光的一种正常生理反应。用光源照射一侧瞳孔时，会引起双侧瞳孔缩小的反应，是一种神经反射。若用光源照射瞳孔时，瞳孔变化很小，而移去光源后瞳孔增大不明显，称为瞳孔对光反应迟钝。当瞳孔对光毫无反应时，称为对光反应消失。瞳孔对光反应迟钝或对光反应消失说明患者处于昏迷状态。

在应急救护时,瞳孔反射情况对于判断患者的身体状况具有很重要的意义,如果患者瞳孔大于4 mm,通过积极的抢救,患者有康复的可能性。如果患者瞳孔扩散超过9 mm并且固定不变,不及时进行抢救,很可能会发生脑死亡。

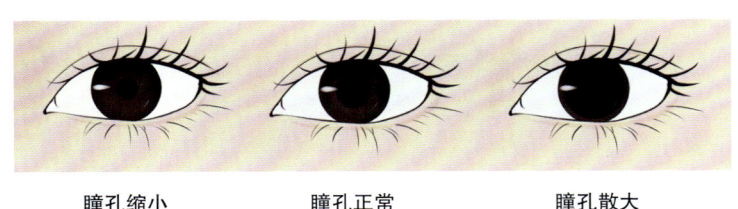

瞳孔缩小　　　　　瞳孔正常　　　　　瞳孔散大

思考

你熟悉人的哪些生命体征？

你能够通过生命体征判断一个人的身体状况吗？

如果一个人的血压的低压为 58 mmHg，高压为 88 mmHg，你觉得这个人的血压正常吗？

现场应急救护的特点及原则

现场应急救护的特点

现场发生的伤病往往与作业岗位相关,很多情况是由生产安全事故直接导致的,再加上不少作业场所地处偏僻地区,距离医院比较远,因此,作业场所应急救护有其自身的特点。

作业场所应急救护的特点包括情况紧急、伴随其他危险因素、救护条件有限等。

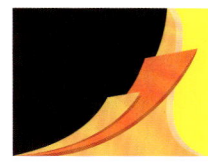

情况紧急

　　作业场所突发的伤病常常涉及呼吸骤停、心脏停搏、出血、骨折等，如果不及时进行救治，甚至会危及生命。因此，要对伤病员进行合理的现场应急救护，以赢得宝贵的去往医院进行救治的时间。

伴随其他危险因素

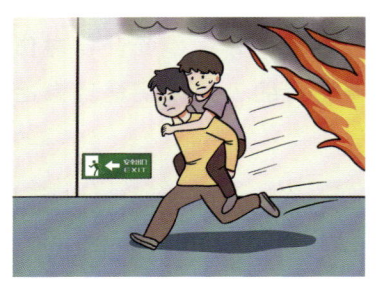

作业场所发生的伤病往往由火灾、爆炸、机械故障、毒物泄漏、电击等事故引起。在救治伤病员时，现场很可能仍然存在其他危及人身安全的因素。因此，在救治时，首先要让伤病员脱离危险区域，避免受到进一步伤害。另外，救援人员本人也要注意，不要被现场存在的其他危险因素伤害。

救护条件有限

作业场所往往救护条件有限,缺少急救药品及必要的清洗伤口、包扎伤口的物品,更加缺少懂应急救护的人员。因此,在作业场所只能简单处理,使伤病员脱离生命危险,避免病情加重,然后应尽快将其送往医院救治。

作业人员应当掌握一些必要的应急救护知识,各生产经营单位应当配备一些急救物品,以备不时之需。

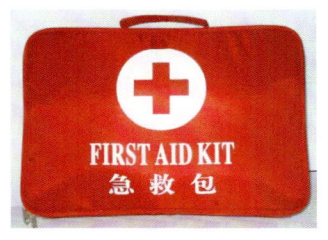

作业场所应急救护的原则

作业场所应急救护的要义,首先是"应急",然后才是"救护",也就是要分清事故的轻重缓急,先处理可能使事故变得更加糟糕的因素,再阻止使事故继续发展的因素,要"大事化小,小事化了"。

作业场所应急救护的原则包括先脱险再救治、先保命再治伤、先救护再送医、充分利用现场条件进行应急救护等。

先脱险再救治

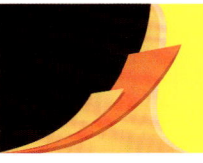

作业场所因发生事故使人员受伤时,要先消除现场仍然存在的危险因素,或者将伤病员救离尚存危险有害因素的现场再实施应急救护,否则,除了伤病员受现场危险有害因素的威胁外,急救人员也可能会因为现场存在的危险有害因素受到伤害。例如,救助触电人员时,要先断开电源再进行救治;救治被火烧伤人员时,先要做好自身的防护,然后将伤病员救离火灾现场进行救治。

先保命再治伤

应急救护时要分清主次,先处理危及伤病员生命的情况,再处理其他伤情。例如,如果伤病员存在心脏停搏、呼吸骤停等情况,一定要先进行处置,确保其生命活动正常进行,再处理出血、骨折等其他情况。否则,可能会失去宝贵的急救时机,危及伤病员的生命安全。

先救护再送医

如果伤病员存在出血、骨折等现象,要先进行包扎、固定等急救,再送往医院进行进一步治疗。若不止血就送医,伤病员可能会在就医途中因失血过多而危及其生命;如果对骨折者不进行固定就搬运,可能会使其骨折处的骨刺扎伤周围组织或神经,导致更严重的伤害。

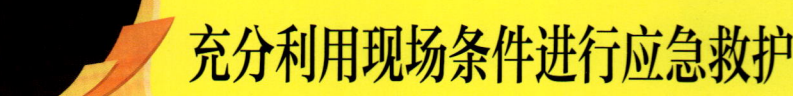

充分利用现场条件进行应急救护

有的作业场所缺乏必要的应急救护物资，如药品、止血物品、包扎物品、担架等。在这样的条件下，急救人员要充分利用现场条件，对伤病员进行救治，千万不能因等待专业救护力量而耽误了时机。缺乏条件时，救护人员可将衣服撕成条状来捆扎伤肢进行止血；利用现场物料制作固定材料固定伤病员伤肢、断肢；利用现场材料制作担架，将伤病员紧急送医等。

呼吸骤停应急救护

呼吸是维持生命活动的基本生理状态之一，发生呼吸骤停，人很快就会死亡。如果发现有人呼吸骤停，要马上采取措施进行应急救护，并尽快拨打"120"急救电话，请求救助。

呼吸骤停采取的应急救护措施是人工呼吸。

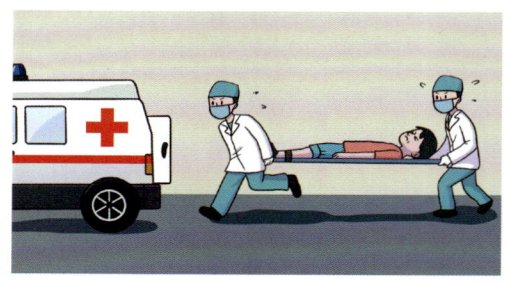

呼吸骤停的判断

  如果伤病员突然倒地失去意识，对其呼喊、拍打均无反应；观察伤病员胸腹部没有呼吸起伏；用手或脸靠近伤病员口鼻部，感觉不到其呼吸气息，可以判断伤病员为呼吸骤停。

  发现伤病员呼吸骤停后，要立即采取正确的应急措施进行救护，不能拖延。

人工呼吸措施

人工呼吸应分为两步：第一步是开放气道，建立伤病员口鼻至肺部通畅的通道，利于空气流通；第二步是口对口人工呼吸，使尽量多的气体进入伤病员肺中，帮助其恢复自主呼吸。

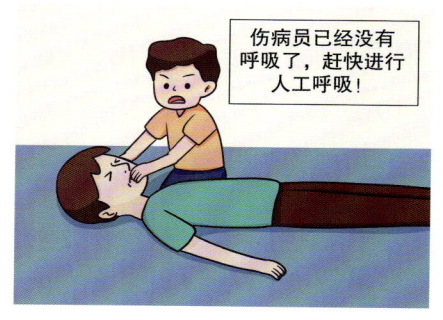

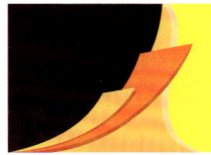

开放气道

将伤病员仰面置于平坦的地面,使其头部稍微后仰、嘴张开。向上抬伤病员下颌,使伤病员颈部肌肉张紧,从而使咽部气道张开,以利于空气流通。如果伤病员头部前倾,颈部肌肉松弛,气道容易堵塞,不利于伤病员呼吸。

如果伤病员口鼻中有呕吐物或其他东西,要在开放气道前清理干净。

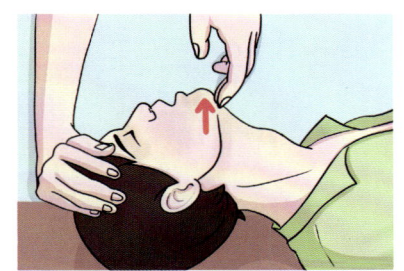

口对口人工呼吸

施救者跪于伤病员身旁,一手捏住其鼻子,一手托住其下颌,使其嘴张开;深吸一口气,俯身缓缓通过伤病员的口部将气体吹入其肺中。施救者放开伤病员的鼻子,让其自主排出肺中的气体,并准备下一次吹气。

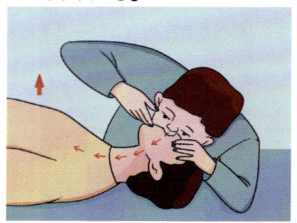
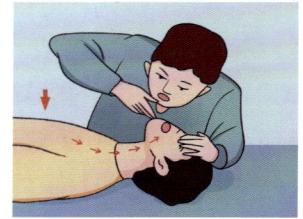

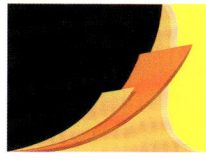

口对口人工呼吸注意事项

1. 每次吹气的量要够,吹气时要观察到伤病员的胸腹部起伏。

2. 人工呼吸频率为每分钟 12~16 次,不要过快,也不要过慢。

3. 观察到伤病员能够自主呼吸时,停止人工呼吸急救。

4. 如果伤病员不能自主呼吸,要坚持不懈地进行人工呼吸急救,不要放弃,直至专业救护人员到来。

思考

你接受过人工呼吸急救训练吗?
如果身边有人呼吸骤停,你会正确地救护吗?

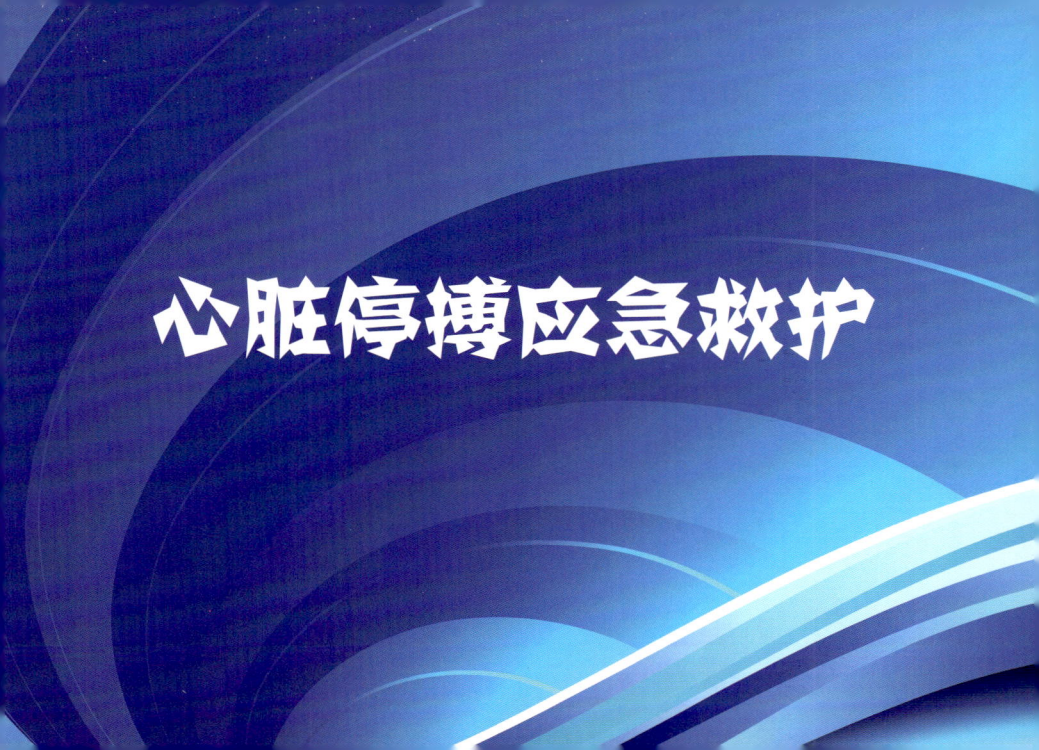

心搏是人的主要生命体征之一，心脏停止搏动，常常意味着生命的终止。如果发现有人心脏停搏，要马上采取措施进行应急救护，并尽快拨打"120"急救电话，请求救助。

伤病员心脏停搏时要立即采取人工胸外心脏按压的应急救护措施帮助其恢复心搏。

心脏停搏的判断

如果伤病员突然失去意识，对其呼喊、拍打没有反应，用手触摸伤病员动脉感受不到脉搏，可以判断为伤病员心脏停搏。

当发现伤病员心脏停搏，要立即采取正确的应急措施进行救护，不能拖延，否则，伤病员会有生命危险。

胸外心脏按压

1. 将伤病员置于平坦的地面,为伤病员开放气道。

2. 施救者跪于伤病员身旁,一只手手心放在另一只手手背上,双手交叠放在伤病员胸外心脏按压急救部位,即伤病员两乳头连线的中点。

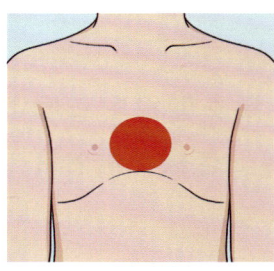 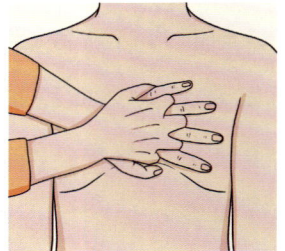

3. 施救者两臂肘部伸直，借助于身体的重力垂直下压，使伤病员胸骨受力变形，向下运动，然后直立身体，解除压力，完成一次胸外心脏按压急救。

4. 反复进行按压，直至伤病员恢复自主心搏。

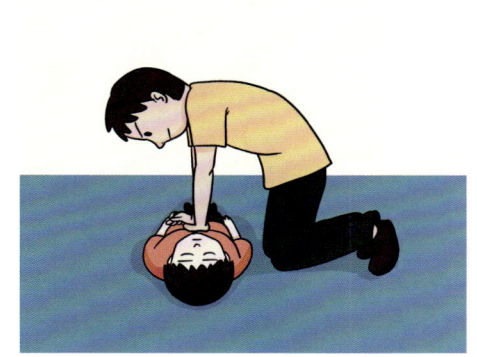

胸外心脏按压注意事项

1. 按压力度不要过轻也不要过重。胸外心脏按压的目的是通过按压使胸骨变形,从而带动心脏压缩和舒张,促进血液流动,帮助心脏恢复搏动。如果按压力度过轻胸骨变形不够,起不到急救的作用;如果按压力度过大,会使胸骨骨折,引发危险。合适的力度是使胸骨在压力的作用下下移 3~5 cm。

2. 胸外心脏按压的频率为 100~120 次/分钟。

3. 在伤病员恢复自主心搏前不要放弃胸外心脏按压急救,直至专业急救人员到来。

注意

值得注意的是,呼吸骤停和心脏停搏常常同时发生,在应急救护时一定要加以注意。如果呼吸骤停和心脏停搏同时发生,在急救时要施行心肺复苏术,做2次人工呼吸后做30次胸外心脏按压,不间断进行,直至伤病员恢复自主呼吸和心搏。

思考

你参加过胸外心脏按压急救训练吗?

假如你遇到有人发生心脏停搏,你会通过胸外心脏按压进行急救吗?

外伤出血应急救护

作业场所有时会发生人员受外伤出血的情况，因此，要掌握一些常见的外伤出血救护知识。如果作业场所有人受外伤出血，可以第一时间进行救护，为送医赢得宝贵时间。急救后，尽快将患者送往医院进行进一步治疗。

外伤出血救护的要点为止血和防止感染。

止血

止血急救时,要先判断是静脉出血还是动脉出血。静脉出血血流相对较慢,颜色为暗红色,表现为涌出或渗出,危险性较小;动脉出血血液呈鲜红色,血流速度快、出血量大,有时呈喷射状,危险性较大。根据静脉出血和动脉出血的特点,止血也有区别。

静脉止血

　　静脉止血的目的是阻止血液继续流出，可以通过增加创口部位压力和减少创口周围血液流动等方法实现。常见的静脉止血方法有按压止血、加压包扎止血、填塞止血等。

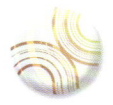
按压止血

如果有人出血时手边没有止血材料,施救者可以用手指直接按压出血部位远心端,以达到止血的目的。因血液从心脏出发,经动脉流向全身,再由静脉流回心脏,按压出血部位远心端,可以阻止静脉血液从伤口流出。

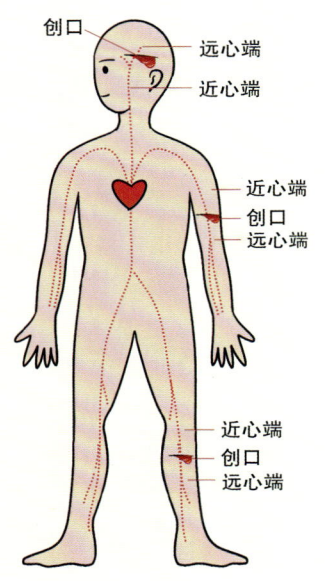

加压包扎止血

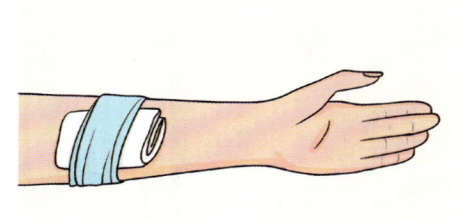

使用清洁的敷料,最好是纱布,折叠成数层压在伤口处,并用带状物或绳子将其紧扎于受伤部位,从而达到应急止血的目的。

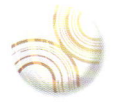
填塞止血

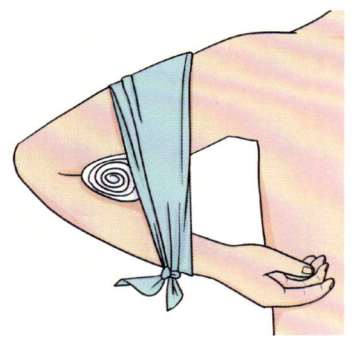

如果是口、鼻、肘部、腋窝出血，可以将清洁的敷料，最好是纱布，折叠数层或卷成圆柱状填塞在口中、鼻孔里、肘部、腋窝下进行止血。

注意：颅脑损伤造成的鼻子出血不能填塞止血，防止颅脑受伤部位压力增加，使血液回流造成逆向感染。

动脉止血

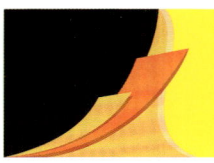

　　动脉止血的主要原理是减少流向创口的血液，达到止血或少出血的目的。为此，可以在肢体创口的近心端进行加压，阻止血液流向创口。

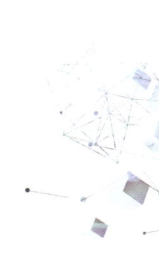

 ## 手指按压止血法

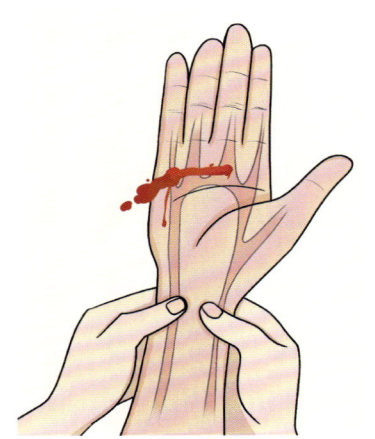

在创口近心端距离创口一定距离处,用手指紧压皮肤组织,使动脉血管受压,阻止血液继续流出。

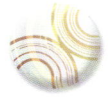 **捆扎止血**

在创口近心端距离创口一定距离处,用绳索或带状物捆扎伤肢,使伤肢皮肤和动脉血管受压,可以阻止血液流出。如果有条件,最好使用绷带或止血带绑扎,效果更好。

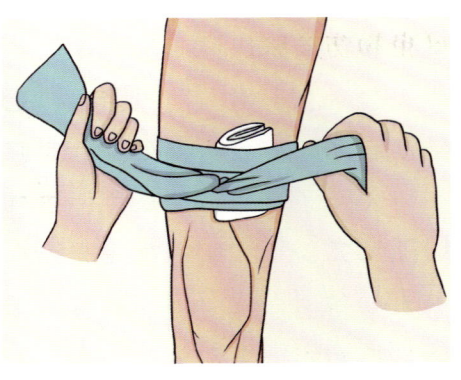

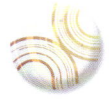 # 捆扎止血注意事项

捆扎止血时，可在皮肤上垫软布等，以免勒伤皮肤。

捆扎时，不可过紧或过松，过紧容易致皮肤坏死，过松则达不到止血的目的。

捆扎后要注意时间，每隔30分钟要放松捆扎带1分钟，使捆扎部位恢复供血，然后重新捆扎。否则，长时间捆扎容易导致供血的组织坏死。

预防感染

避免不卫生的物质污染创口，不要用手直接接触创口。

为防止创口与外界接触，应及时对创口合理包扎。

包扎创口时，尽量使用急救包里的干净纱布，如果条件允许应先对创口进行消毒。

定时观察创口，必要时更换包扎用品。

创口面积小时，可用创口贴进行包扎，以免创口感染。

骨折应急救护

作业场所有时会发生人员骨折或断肢事故,需要进行应急救护。如果救护及时、措施得当,伤病员通过治疗,可以恢复健康;如果救护不及时或者措施不当,伤病员难以完全恢复健康,甚至导致终身残疾。因此,一定要掌握正确的骨折急救方法。

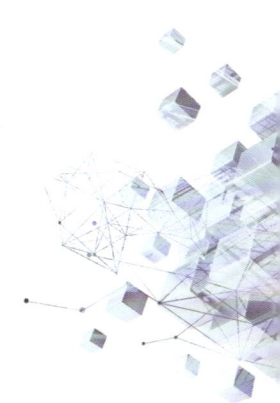

骨折应急救护的目的

骨折应急救护的目的是减少伤病员的痛苦，避免断骨对周围组织造成二次伤害，并不是接骨，接骨的工作需要到医院由专业的医生进行。急救后，要将伤病员尽快送往医院，进行进一步的治疗。

骨折应急救护的主要措施

骨折应急救护的主要措施是骨折部位的固定,用硬的杆状物或板状物,与受伤部位捆绑在一起,起定位和支撑的作用,限制骨折部位活动,从而减少伤病员的痛苦,避免二次伤害的发生。

如果骨折部位出血,要先进行止血,再进行固定。

虽然没有骨折的明显特征,但怀疑骨折,也要按骨折处理,进行必要的固定后送医。

骨折固定材料

固定材料可以就地取材，如树枝、木棍、木板、硬纸板、登山杖等，都可以当作固定材料使用。

缺乏固定材料的时候，也可以进行临时性的自体固定，例如，将受伤的上肢与上身躯干捆扎在一起、将受伤的下肢与健康下肢捆扎在一起，这样也可以起到固定伤肢的作用。

如果没有绳索或布带，可以将衣服撕成布条拧成绳索使用。

若是脊椎、骨盆骨折，要保证肢体不能移动，可将伤病员放于硬木板上，在躯干两侧放沙袋或盐袋等物品防止肢体移动，可以起到肢体固定的作用，减轻腰椎或骨盆骨折的疼痛。

手掌骨折应急固定方法

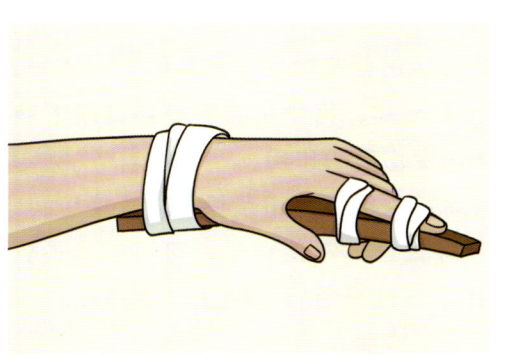

将手指与手腕固定于同一木条上,以防骨折处活动。

小臂骨折应急固定方法

伤侧手中握一软的物体,将手部和肘部分别固定于木板上,再将小臂挎于胸前。

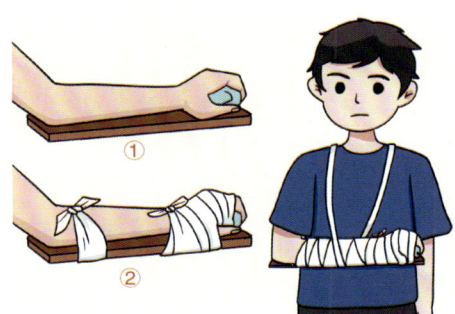

大臂骨折应急固定方法

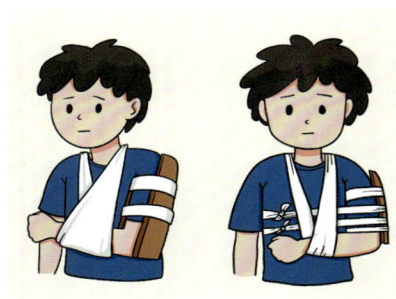

方法一　　　　方法二

方法一：用两块木板分别置于大臂内侧和外侧，同大臂进行捆绑，再将小臂挎于胸前。

方法二：用一块木板置于大臂外侧，同大臂进行捆绑，再将大臂同身体捆绑在一起，将小臂挎于胸前。

足部骨折应急固定方法

在足底放置一块木板,将足部与木板进行捆绑,防止骨折部位活动。

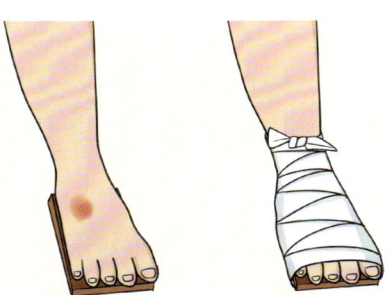

小腿骨折应急固定方法

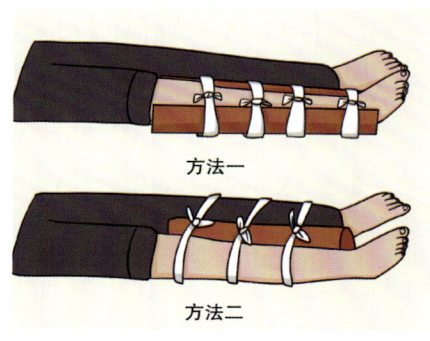

方法一

方法二

方法一：用两块木板置于小腿内外两侧，用绳索将小腿与木板进行捆绑，防止骨折部位活动。

方法二：两腿之间放置较厚木板，将骨折小腿与健侧小腿一起与木板捆在一起进行固定。

大腿骨折应急固定方法

使用两块木板,短的一块置于骨折腿部内侧,从脚部至大腿根部,长的一块置于骨折腿部外侧,从脚部至腋窝,将两块木板与腿部和腰部捆绑在一起,防止骨折部位活动。

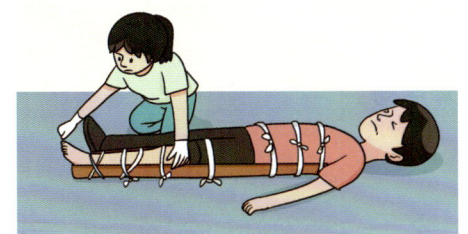

脊椎、骨盆骨折应急固定方法

多人合力将伤病员抬到硬质担架上。

在伤病员躯干两侧放沙袋或盐袋等物品防止肢体移动,起肢体固定作用,从而减轻脊椎或骨盆骨折的疼痛。

将伤病员与担架用绳索捆绑在一起,防止在搬运时伤病员身体活动。

颈椎骨折固定方法

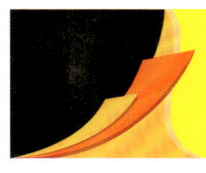

如果伤病员丧失意识，要保证伤病员呼吸道通畅。固定头部，防止骨折处二次损伤。如果伤病员呼吸停止，要立即进行人工呼吸。

固定伤病员时，先将伤病员置于硬质担架上，千万不要让伤病员颈部活动，可用毛巾、毛毯、衣服等卷成卷状垫在颈下和头的两侧，再用绳索固定，或用砖、石等重物挤在头部两侧垫物外侧进行固定，避免头部晃动，然后将伤病员运送到医院治疗。

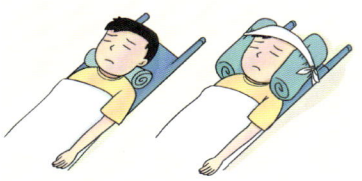

骨折伤病员搬运

骨折受伤无法自主行走时,尽量原地不动,等待专业救护人员处理。如果需要将伤病员搬运至安全地点或送往医院,需要有人协助或多人合力进行,不要使伤病员骨折部位活动,以免断骨刺伤周围组织,使伤情扩大。

搬运时一定要遵守先固定后搬运的原则。

对于腿部骨折和脊椎、颈椎、骨盆骨折的伤病员,搬运方法是不同的。

腿部骨折伤病员搬运

在救援力量允许的条件下，尽量让伤病员通过担架搬运，最好不要让伤病员自行行动。但当现场救护力量不足时，为让伤病员尽快得到救治，只能让伤病员力所能及地利用没有受伤的一条腿，在救护人员帮助下行走。

1. 腿部单侧骨折，在没有其他人员帮助的情况下，可以借助自制拐杖行走。

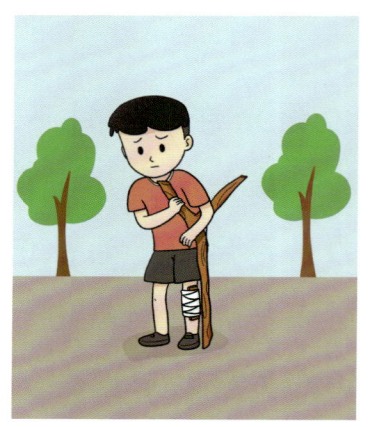

2. 腿部单侧骨折，伤病员还可以在骨折处固定后，由救护人员搀扶，利用单腿行走。

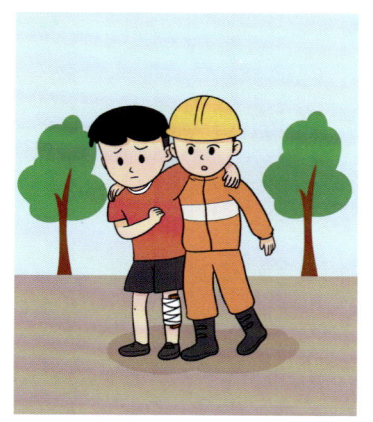

3. 救护人员背运。救护人员可以背着腿部经固定的伤病员离开现场，进行救治。

注意：疑有肋骨骨折人员不能背运，以防折断的肋骨刺伤内脏。

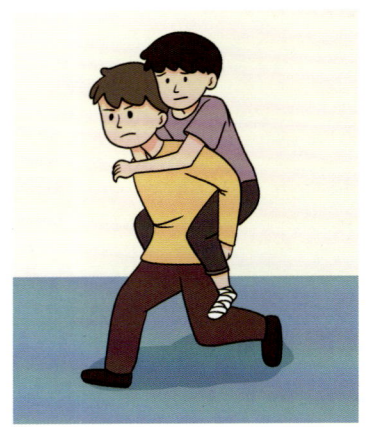

4.救护人员双人搬运。救护人员充足时，可以通过抬担架、抬椅子或双手交叠抬运的方法运送伤病员。

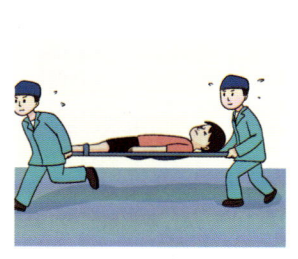 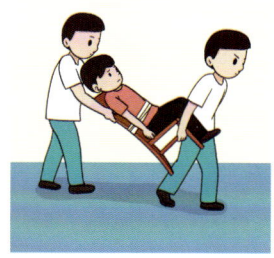 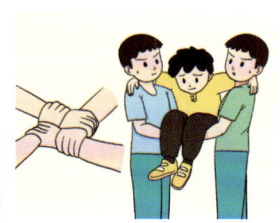

颈椎、胸椎、腰椎、骨盆骨折的伤病员搬运

1. 在没查清伤情之前,不要搬动伤病员。要仔细观察伤情,如果伤病员的颈椎、胸椎、腰椎、骨盆等重要部位受伤,决不可随便改变伤病员体位,应尽量原地不动,等待专业救护人员处置。

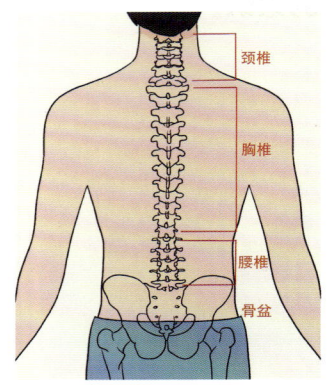

2. 搬运怀疑有颈椎、胸椎、腰椎、骨盆骨折的伤病员时，决不可以使伤病员受伤部位弯曲或扭曲，要多人合力搬运，保护受伤部位不受力、不活动，以免骨折碎片刺伤周围的组织。

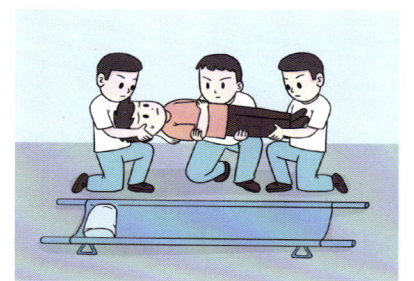

正确搬运方式

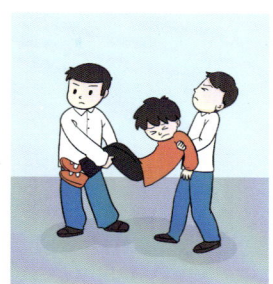

不正确搬运方式

3. 给颈椎、胸椎、腰椎、骨盆骨折的伤病员翻身时,一定要使其头、颈、躯干、下肢同时翻转,不可"扭麻花"式地翻身,那样会导致伤情加重。至少要有三人同时用力,使伤病员身体各部位同速翻转。

4. 要使用硬质、不易变形的担架、木板抬运伤病员,不要使用帆布等软的担架。

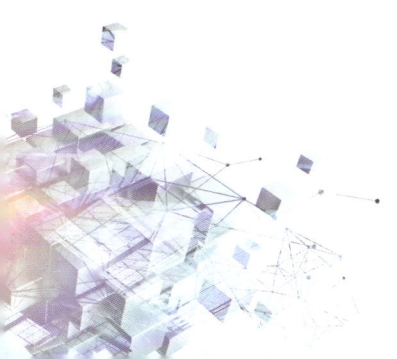

断肢、断指应急救护

当作业场所发生人员断肢、断指事故，正确的应急处置，可以减轻伤病员的痛苦，防止伤口感染，增加断肢、断指再植的成功率，为伤病员接受进一步治疗赢得宝贵的时间。

断肢、断指急救的目的

发生断肢、断指外伤后8小时以内进行再植手术,成功率较高,时间过长将会大大降低手术的成功率。所以,发生断肢、断指外伤,在紧急处理后应尽快送医。

正确的急救措施可以降低事故的伤害程度,现场急救的目的是止血、防止创口被进一步污染、防止加重组织损伤。断肢、断指外伤的应急处置包括断肢、断指外伤止血,断肢、断指外伤包扎,离断肢体保存和断肢、断指伤病员转运。

断肢、断指外伤止血

现场急救时若发现断肢、断指仍在机器中，切勿强行将断肢、断指拉出或将机器倒转，以免增加断肢、断指损伤。应立即设法让机器停止转动，拆开机器取出断肢、断指。断肢、断指创面可用无菌敷料压迫止血，并进行适当的包扎，若有大血管出血，需要用捆扎止血法止血。

断肢、断指外伤包扎

用无菌敷料包扎创口,防止创口被污染,创口内不要涂撒任何药水或消炎药物,以免影响断肢再植成功率。

如果肢体与伤指没有完全离断,要保护未离断部分组织,将未离断的肢体与伤指一起固定在夹板上转运。

离断肢体、断指保存

对于完全离断的肢体、断指，除非断肢、断指被严重污染，一般无需用水进行冲洗，应用无菌敷料将断肢、断指迅速包裹好，放入塑料袋中，再放在加盖的容器内，塑料袋周围最好用碎冰块降温。

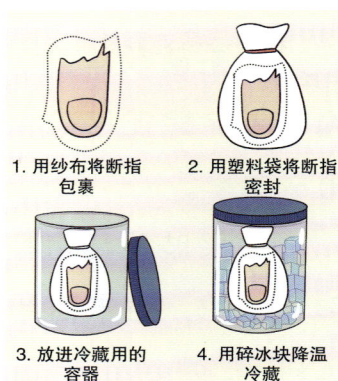

1. 用纱布将断指包裹
2. 用塑料袋将断指密封
3. 放进冷藏用的容器
4. 用碎冰块降温冷藏

断肢、断指伤病员转运

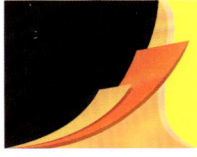

将伤病员连同断肢、断指一起，尽快送到医院进行断肢、断指再植手术。

注意：

1. 运输途中，伤病员应平卧，抬高伤肢或伤指，以减少出血。

2. 使用最快的交通工具运送伤病员，必要时尝试与交警部门联系，请求相关人员帮助，以免因为道路拥堵耽误送医时间。

3. 为了节省时间，运送途中可用电话与医院进行联系，以便医院提前做好接诊伤病员的准备，为及时进行断肢、断指再植赢得宝贵的时间。

思考

你听说过断肢、断指再植成功的案例吗？

如果有人不幸发生断肢、断指事故，你会进行正确的现场救护吗？

异物进入人体应急救护

作业场所有时会发生异物进入人体的事故,如异物刺入人体、异物进入呼吸道、异物进入眼睛、异物吞入等,如果不及时进行救护,很可能会发生重大伤害事故。

异物刺入人体应急处置

异物刺入人体是指尖锐的物体刺穿皮肤以及皮下组织造成的创伤，伤口往往小而深，甚至会伤及内脏。有时会有异物残留物或断裂物留在伤口里，容易引起感染等并发症。常见刺入人体的异物有刀、玻璃、竹签、木棍、钢筋、铁片等。

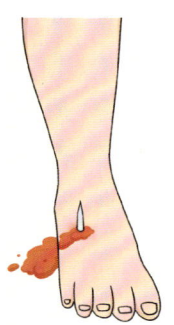

如果刺入人体的异物较小，刺入浅、出血少，可以先进行止血、清创、消毒、包扎，然后到医院进行进一步治疗。

如果刺入人体的异物较大，刺入深、出血多，可能伤及重要组织或器官，这时不能随便拔出异物，要先进行止血、固定，立即去往医院进行治疗。如果随便拔出异物，有可能出血较多，还可能造成周围组织的二次伤害，严重时会造成伤病员瘫痪甚至有生命危险。

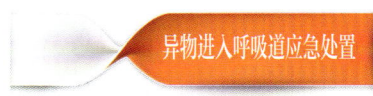
异物进入呼吸道应急处置

如果体积小的异物进入呼吸道会引起强烈的咳嗽,一般会将异物咯出来。如果体积较大的异物进入呼吸道,会造成窒息,非常危险,一定要立即进行处置。

异物进入呼吸道的应急处置方法为海姆立克急救法,是指救治人员用手握成拳状冲击患者腹部,挤压伤病员肺中的残留气体将异物冲出呼吸道。

海姆立克急救法：

1. 救援人员站在伤病员身后，将一条腿向前伸，让伤病员靠坐在这条腿上，另一条腿向后蹬地站稳。

2. 让伤病员身体前倾、放松。

3. 救援人员双臂环抱伤病员腹部，一只手握拳，将拇指放在伤病员肚脐上面2cm左右处，另一只手握住这只手，向内、向上发力，快速冲击伤病员腹部，利用伤病员胸腹腔中的残气，将异物冲出呼吸道。

4. 反复冲击伤病员腹部，直至异物被冲出来。

避免异物进入呼吸道的注意事项：

1. 摄入吸入类食物或饮料时，应利用口腔肌肉扩张形成的真空将食物或饮料嘬入口中，不要用口腔向肺内吸气形成的真空吸入食物或饮料。

2. 吃饭时尽量不说话、不嬉戏打闹。

3. 不将异物随意放入口中。

异物进入眼睛应急处置

1. 如果沙尘等异物进入眼睛，眼睛可自动分泌泪水将其冲洗出来，或用眼药水将其冲洗出来。

2. 如果异物冲洗不出来，救护人员可以翻开伤病员眼皮，找到异物并用干净的物品，如棉签等，将异物取出。

3. 如果异物嵌入眼睛组织，取出较为困难，应蒙上伤病员双眼，避免眼球活动，立即到医院进行治疗。

4. 如果危险化学品（酸、碱等）溅入眼睛，需要立即用大量清水冲洗，冲洗之后立即到医院进行治疗。

5. 如果异物穿透眼球，不要取出异物，应立即包扎双眼，避免眼球活动，将伤病员尽快送往医院进行治疗。

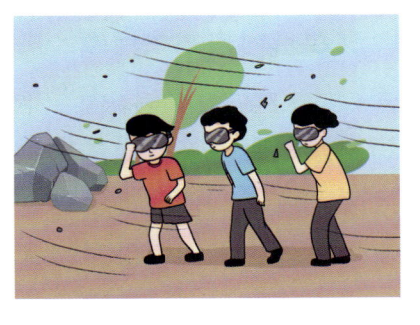

避免异物进入眼睛注意事项：

1. 在大风、沙尘天气尽量避免外出，必须外出时要佩戴护目镜。

2. 从事对眼部有危险的工作时，必须佩戴护目镜。

3. 避免用不干净的手揉眼睛。

异物吞入应急处置

如果不慎发生异物吞入事故，只要当时未发生呛咳、呼吸困难、口唇青紫等窒息缺氧现象，不必过分紧张，不要用催吐等方法试图将误吞的异物吐出来。因为催吐有时会使异物误入气道而发生窒息，有生命危险。在一般情况下，异物进入胃腔后除少数外形尖锐或太重的异物外，大多数诸如硬币、纽扣、小棋子等异物都可以随着胃肠道蠕动与粪便一起排出体外，为了防止其滞留于消化道，可多吃些富含纤维的食物，如韭菜、芹菜等，以促进胃肠道蠕动，加速异物排出。

为了确保安全,发生异物吞入后,要将伤病员送往医院进行诊治。

如果异物卡在咽部或食道,不要用大口吃饭菜、馒头等方法将异物强行咽下,这样可能使异物卡得更紧,或使外形尖锐的异物刺入食道,造成局部黏膜损伤,甚至引起穿孔。应该将伤病员送往医院耳鼻喉科就诊,医生可借助医疗仪器将异物取出。

思考

你听说过异物进入人体的案例吗？对你有何启发？

如果身边有人发生异物进入人体事件，你会正确救援吗？

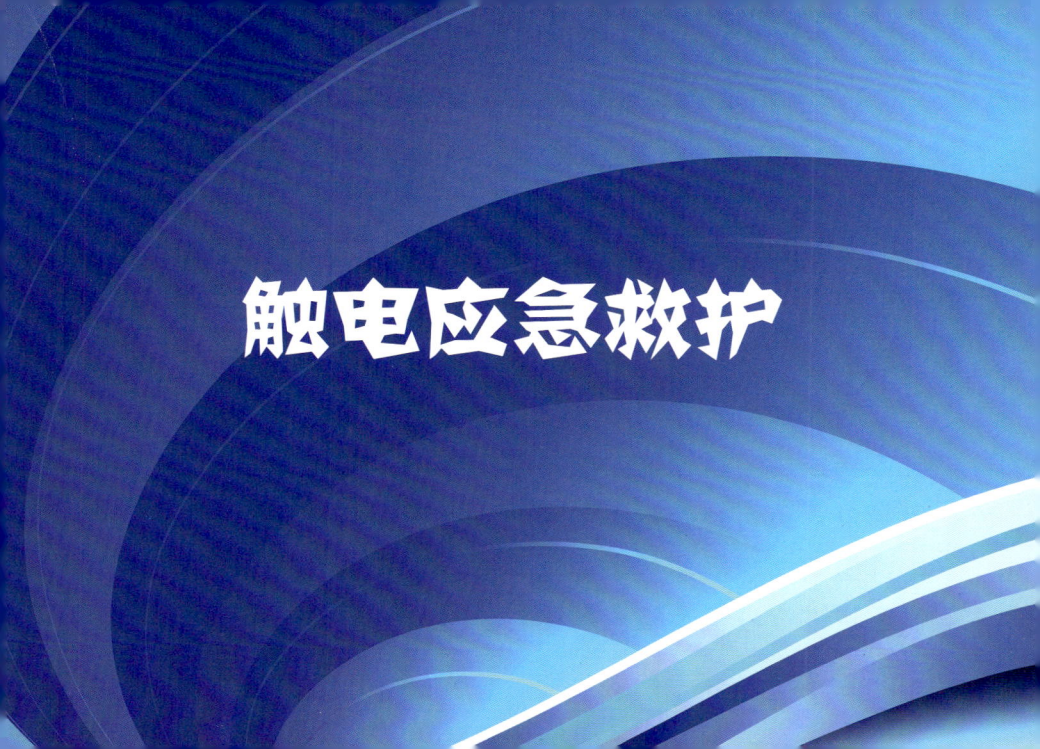

触电现场应急救援的主要工作是在确保救护人员自身安全的情况下帮助触电人员尽快脱离带电体，移离触电人员至安全区域。如果触电人员有心脏停搏或呼吸骤停的情况，要施行心肺复苏术。如果触电人员有外伤出血或骨折的情况，则要进行包扎或固定。现场紧急处置后，要将触电人员尽快送往医院进行进一步检查和治疗。

帮助触电人员脱离带电体

如果离电源开关较近，应迅速断开电源开关，使带电体断电。

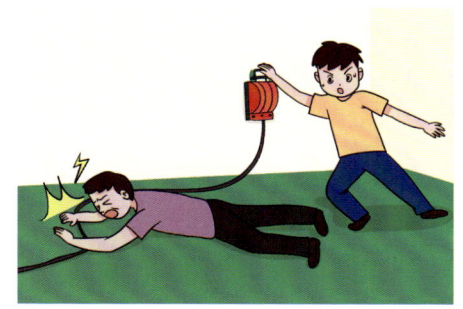

如果触电人员衣服干燥，可以拖拽触电人员衣服使其脱离电源。

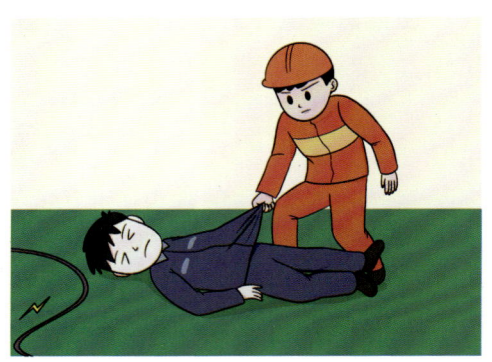

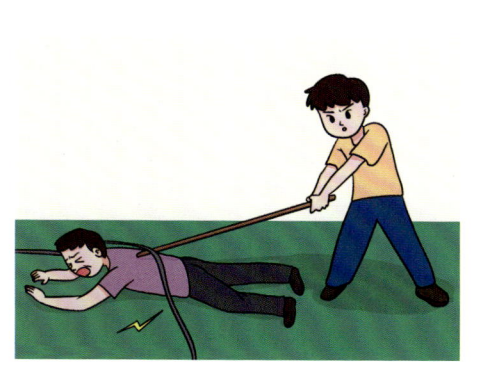

可以使用干燥木棍等绝缘物体挑开落在触电人员身上的电线,或通过挑、拨等方法将触电人员与带电体分开。

可以用带木柄的斧子砍断电线断电,或用绝缘良好的钳子剪断电线断电。

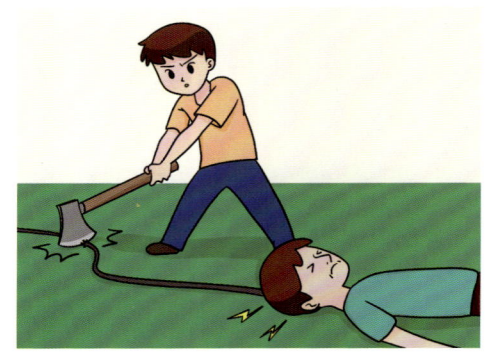

可站在绝缘的木板上或木凳上拖拽触电人员，使其脱离带电体。

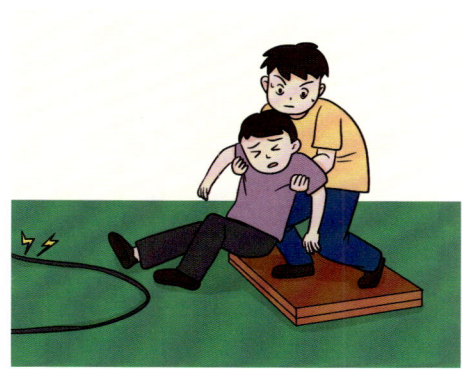

注意

帮助触电人员脱离电源时,要注意周围的环境,选择一种较为合理的方法施救,防止触电人员摔倒受伤或进入危险的区域造成更严重的伤害。

人员触电后,可能会出现昏迷、呼吸骤停、心脏停搏等情况,甚至出现"假死"现象,救护人员要密切关注伤病员的状况,采取合理的救护措施,不要轻易放弃,直到专业救护人员到达现场。

中毒应急救护

当作业场所发生中毒的事故,要迅速采取正确的措施进行救护,然后尽快送往医院进行进一步治疗。如果采取措施不及时或抢救方法错误,除了可能导致中毒人员受到严重的伤害,救护人员也会发生危险。

送医过程中,要随时关注中毒人员,如果出现呼吸骤停或心脏停搏,要施行心肺复苏术。

食入中毒

如果有人通过口腔食入毒物,最主要的急救措施是催吐,用手指或筷子伸入中毒人员口内,刺激咽部,促使中毒人员呕吐,尽量减少胃中毒物的数量。

吐完后,可以饮用温盐水,然后让中毒人员再次呕吐,使胃中毒物进一步减少。

收集一些呕吐物,送医时一并带到医院,可以在治疗时化验中毒物质的种类,以便对症治疗。如果怀疑是食物引发中毒,要收集中毒人员食用过的食物,到医院进行化验。

注意

如果误食强酸、强碱等腐蚀性物质，不能催吐，否则，容易引发胃肠道穿孔，造成更大的伤害。正确的做法是首先要查明是强酸还是强碱。如是误食强酸，可服用生蛋清或牛奶60 mL，或食用植物油100 mL，可以降低强酸的浓度，也能对消化道形成保护膜。如误食强碱，应立即服用稀释的米醋，也可服用生蛋清或食用植物油，以减少损害，然后立刻到医院就医。

呼吸中毒

如果有人不慎进入有毒气体空间造成呼吸中毒，首要的工作是将中毒人员从有毒气体空间抢救出来，将其安置在通风良好的地方，使中毒人员充分呼吸新鲜空气，排出肺内残余的有毒气体。如果有条件，可以给中毒人员吸氧。

如果中毒人员出现呼吸骤停和心脏停搏的情况，要施行心肺复苏术。

注意

　　进入有毒气体空间救人时,一定要做好防护工作,注意自身安全,以免救护人员也中毒,使伤亡事故扩大。

　　进入有毒气体空间救人时,如果有毒气体还具有易燃易爆性,要注意防火防爆,以免发生火灾爆炸事故。

接触中毒

有些具有毒性的物质可以通过人体皮肤或皮肤上的伤口进入人体使人中毒，如砷的氧化物、磷的氧化物等；有些腐蚀性物质可以烧伤皮肤，如强酸、强碱等，一旦人体接触到这些物质，就会产生一定的损伤，严重时可使人中毒，要积极采取措施进行救治，不可掉以轻心。

接触中毒现场应急救护

无论皮肤直接接触毒物,还是衣服上沾染了毒物导致皮肤间接接触毒物,首要的工作是去除皮肤上的毒物,脱去染毒的衣服,并用大量清水冲洗中毒部位,以尽可能多地冲走毒物,并稀释毒物的浓度。

注意:如果不清楚皮肤或者衣物接触到的物质是否具有毒性,要按具有毒性采取处理措施,不可大意。

酸、碱、毒物进入眼睛

如果眼睛进入酸、碱、毒物，首要的措施是立即用大量清水清洗，然后尽快到医院进行诊治。

1. 用手翻开眼皮，最好用流动的水进行冲洗。

2. 也可在盆里盛满清水，将双眼完全浸入水中，用手翻开眼皮进行清洗。

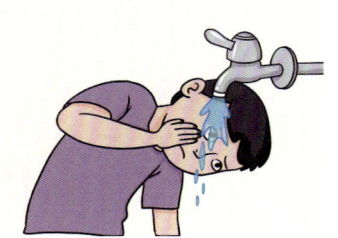

注意

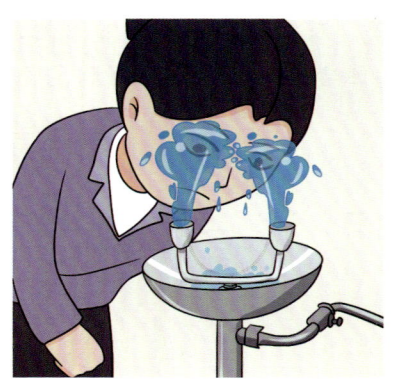

1. 有的车间设置了洗眼台，要学会使用洗眼台，眼部进入酸、碱、毒物时，要尽快到洗眼台进行冲洗。

2. 自己不会翻开眼皮时，可让他人帮助翻开眼皮进行冲洗。冲洗越及时、越干净，眼睛受到的伤害就越小。

外伤中毒

人们无论在工作中还是在生活中,发生身体外伤最为常见,坚硬的物体会将身体磕伤、尖锐的物体会将身体刺伤、锋利的物体会将身体割伤,野外作业时会被动物抓伤、咬伤,高温高湿地区会发生蚊虫叮咬等。受到这些外伤后,有可能会引发伤口感染,有些情况下还会因物体、动物携带细菌、病毒,从而将细菌、病毒传给伤病员,导致伤病员中毒,严重时危及生命。因此,身体受外伤后,伤病员要进行正确的处理,必要时紧急就医,千万不可掉以轻心。

外伤排毒处理

怀疑因外伤中毒后,要紧急进行排毒处理。首先,不要惊慌,保持镇静,减少不必要的运动,避免血液加速流动使毒液向全身扩散;其次,如果外伤发生在四肢,可使用绳子或将衣服撕成条状拧成绳子扎在伤口处近心端,以减少伤口处血液的流动;再次,清理伤口残留的毒物,挤压伤口周围组织以排出更多的毒液;最后,用大量流动清水清洗伤口,以降低毒液的浓度。

如果外伤流血严重,要进行必要的止血包扎。

注意:肢体用绳子捆扎后应每30分钟放开一次,以免因长时间血液不流通,引起伤口处组织坏死。

外伤中毒紧急送医

送医时,最好不要让伤病员自行行走,以免行走时血液循环加快,加速毒液向全身扩散,最理想的办法是让伤病员在原地等待,联系如"120"等专业急救机构前来救护。如果联系不上专业急救机构或地理条件不好,专业急救机构无法快速到达时,可由应急救护人员制作简易担架抬着伤病员走。实在无条件,才可让伤病员自行缓慢行走,不要急行。

破伤风

作业人员有时会遇到身体被物体碰伤、割伤、扎伤的情况,如果物体上存在细菌,则会使人感染,严重时可致人死亡。如果身体被物体所伤,一定要尽快对伤口进行紧急处理,并尽快去医院进行检查,必要时注射破伤风疫苗。

蚊虫叮咬中毒

野外作业人员要做好防护，穿长裤、长袖衣服和高帮鞋，身上喷一些防虫药物，以防蚊虫叮咬。如果被毒性较强的蛇、蝎子等伤到，一定要按照外伤排毒和外伤紧急送医的步骤进行处理，确保安全。

野外作业常见的蚊虫有：蛇、蝎子、蜈蚣、蜘蛛、蚂蟥、蜜蜂、蚊子等。

有人对于被常见的蜘蛛、蚂蟥、蜜蜂等咬伤或蜇伤，以为不要紧，没有引起重视。事实上，这些虫子携带的毒物可能使人呼吸困难，或引发过敏致人死亡，切不可掉以轻心。

注意

被毒蛇咬伤后,要记住毒蛇的样子或用手机拍下毒蛇的照片,以备就医时让医务人员第一时间识别毒蛇的毒性,注射相应的抗毒血清。

在等待就医的同时,最好用电话联系医疗机构,寻找有蛇毒抗毒血清的医院,以免耽误了救治时机。

被动物咬伤中毒

如果被猫、狗等动物咬伤或抓伤,可能会感染狂犬病毒,一定要按照外伤排毒处理和外伤紧急送医的步骤进行处理,确保安全。

狂犬病的致死率很高,目前还没有有效的治疗方法,因此,被猫、狗等动物咬伤或抓伤,一定要去医院接种狂犬疫苗。

思考

如果有人发生中毒事故,你能够正确救护吗?
你是否有过被蚊虫叮咬的经历?你是如何处理的?

烧伤烫伤应急救护

烧伤烫伤是指皮肤及皮下的组织遭受高温或化学物质等刺激而造成的伤害。一些作业场所存在高温热源或危险化学品，一旦发生事故，将会造成人员烧伤烫伤。发生烧伤烫伤后，一定要采取合理的救护措施，并及时将伤病员送往专业医疗单位进行诊治，以免耽误时间，影响治疗效果。

烧伤烫伤对身体的危害

1. 表皮破损和感染。发生烧伤烫伤后,人体表皮常常会出现破损、起泡等症状,容易引发感染。

2. 水电解质紊乱。严重的烧伤烫伤可导致人体内水分流失,从而造成血容量不足或血液浓缩。

3. 循环系统受损。大面积烧伤烫伤可导致血管扩张、血栓形成,严重时还可能引发心脏停搏。

4. 呼吸系统受损。严重烧伤时,肺部有可能出现烟雾吸入性肺炎,影响呼吸功能。

5. 神经系统受损。烧伤烫伤可导致神经末梢受损,引发肌肉萎缩、肌力减退等症状。

烧伤烫伤应急救护

烧伤烫伤最有效的急救方法，可用"冲、脱、盖、送"来概括。

1. 冲：要将伤处置于清水中进行反复冲洗，一方面清水可以带走更多的热量，减少热量对人体的持续伤害；另一方面，清水冲洗可以止痛。清水冲洗的过程最好不少于 30 分钟。

2. 脱：小心地脱去伤处的衣物，最好用剪刀剪开，以免触碰到伤处，造成更严重的伤害。

3. 盖：用干净的纱布、毛巾覆盖伤处，如果伤处出现了水疱，不要轻易将水疱戳破或者撕掉水疱表皮，以免感染，不要往伤处涂抹任何药膏或药水。

4. 送：要尽快将伤病员送到医院进行进一步治疗。

注意

被浓硫酸或生石灰烧伤时,要先擦干净残留物后再用大量清水冲洗,不要直接用水冲洗,因为浓硫酸和生石灰与水作用放出大量的热,会使烧伤部位受到更加严重的伤害。

思考

发生烧伤烫伤后，伤处可以涂抹牙膏进行止疼吗？可以对伤口进行消毒吗？

假如身边有人脚部被开水烫伤，应该如何救护？

淹溺应急救护

野外作业或近水作业时,有可能会发生人员淹溺的情况。发生淹溺事故后,救护人员要想办法尽快让淹溺人员脱离水域,然后进行陆上救护,同时,要联系最近的医院,必要时尽快送医。

救护淹溺人员脱离水域的方法

借物救护：借助某些物品，如竹竿、木棍、绳索等把淹溺人员拉上岸。

抛物救护：向淹溺人员抛投救生圈、救生衣、木头等漂浮物，使其浮出水面，然后再想办法将其救上岸。

划船救护：运用救生船、竹筏或大木头等，划到淹溺人员身旁将其救上岸。

游泳救护：由熟悉水性和懂得水域救援的人员游泳将淹溺人员救上岸。

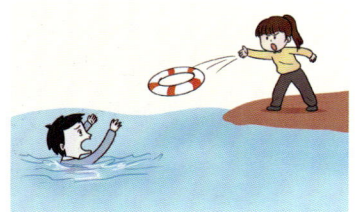

淹溺人员陆上救护

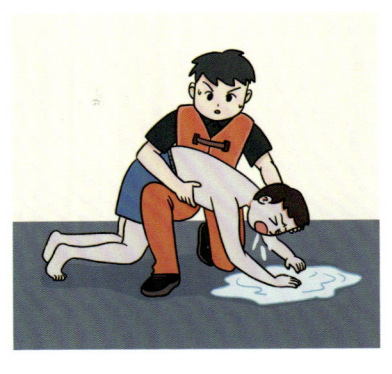

将淹溺人员救上岸后,要仔细对其进行检查,如果发现淹溺人员意识不清,甚至呼吸骤停和心脏停搏,应当立即对其进行抢救。

1. 清除淹溺人员口鼻中泥、水等污物,解开领口扣子,使其呼吸道畅通。

2. 将淹溺人员置于救护人员腿上,使其头部向下,控出进入呼吸道中的水。

3. 如果淹溺人员呼吸骤停或心脏停搏,要施行心肺复苏术。

4. 将淹溺人员送往医院进行进一步的治疗。

防止淹溺的措施

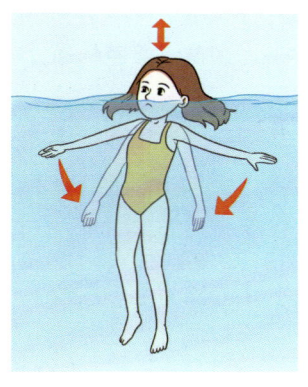

1. 不会游泳的人要远离水域。
2. 不要到不熟悉的水域游泳。
3. 临水作业时,要做好防护措施,如拴挂安全绳、穿戴救生服装等,同时,要由有经验的人员进行监护。
4. 平时要学一些水中自救知识和技能。例如,水中保持镇静,将手臂和身体全部沉入水中,头部仰起,口鼻可以浮出水面进行呼吸。

作者寄语

通过本书的学习，你已经比较全面地掌握了现场应急救护的知识，如果在作业场所发现有人发生了身体伤害事故，要积极采取正确、恰当的措施予以帮助，减轻受伤人员的伤痛，避免伤情继续发展，使受伤人员转危为安，为就医赢得宝贵的时间。